La sindrome dell'intestino pigro per i principianti

- *Il libro di auto-aiuto* -

Come interpretare i sintomi dell'intestino pigro, identificare le cause e guarire l'intestino

Christoph Beckonert

CONTENUTO

Cosa la aspetta

Chiunque si trovi di fronte alla diagnosi di "sindrome dell'intestino chiuso" probabilmente si renderà conto rapidamente, durante la propria ricerca, che l'argomento è relativamente complesso. Ma perché è proprio così?

La sindrome dell'intestino permeabile è una condizione in cui la membrana mucosa del nostro intestino è permeabile a livello microscopico, ma purtroppo non solo per i nutrienti e le altre molecole importanti per le funzioni corporee, ma anche per le sostanze che avrebbero dovuto essere espulse con i movimenti intestinali, come gli agenti patogeni e le tossine come l'alcol. Se queste sostanze passano attraverso la mucosa intestinale, vengono poi assorbite nella circolazione attraverso il sangue. Il nostro corpo reagisce a questo principalmente con reazioni infiammatorie che possono portare a una serie di disturbi.

In questa guida riceverà informazioni dettagliate sulla struttura del nostro tratto digestivo, in particolare dell'intestino, sulle cause e sulle conseguenze della sindrome dell'intestino chiuso e informazioni su come diagnosticarla. Ma la domanda più importante è in realtà: come posso fare per tornare a controllarla? Il trattamento della sindrome dell'intestino chiuso si basa principalmente su tre pilastri: un cambiamento nella dieta, la riduzione dello stress e la ricostruzione del microbioma nell'intestino. Inoltre, c'è un capitolo dettagliato sulle cosiddette diagnosi differenziali, ossia malattie e disturbi che portano a sintomi simili o uguali, ma che hanno altre cause sottostanti e quindi devono essere trattate in modo diverso. Le diagnosi differenziali della sindrome dell'intestino chiuso sono, ad esempio, l'intolleranza all'istamina o la sindrome dell'intestino irritabile, che causano entrambe sintomi quasi identici nelle persone colpite.

Con informazioni dettagliate sull'alimentazione e la salute dell'intestino e consigli aggiuntivi sulla gestione dello stress, otterrà la base ideale per alleviare i sintomi della sindrome dell'intestino chiuso o addirittura per farli scomparire del tutto. Non sembra così male, vero?

Che cos'è una "perdita intestinale"?

Prima di tutto, è importante sapere che le perdite intestinali non sono una diagnosi riconosciuta dalla medicina convenzionale. Il tema delle perdite intestinali può essere piuttosto classificato nel campo della medicina alternativa, ma contrariamente a quanto sostengono alcune persone, questo non significa che le perdite intestinali siano delle frivolezze inventate. Attualmente, non esiste alcuna base di evidenza per l'ipotesi che un intestino chiuso sia la causa di malattie come la neurodermite e i reumatismi, o di disturbi permanenti come la diarrea e la stanchezza. Tuttavia, il fatto che la parete intestinale possa essere permeabile è noto anche nella medicina ortodossa ed è il caso, ad esempio, del morbo di Crohn o dopo un forte consumo di farmaci e alcol. La differenza tra la medicina alternativa e quella ortodossa sul tema delle perdite intestinali è che la medicina orto-dossa attualmente non ritiene che una parete in-testinale permeabile sia la causa delle malattie ap-pena citate come esempio. Se me lo chiede, l'intera questione ha un po' il sapore di chi è venuto prima - la gallina o l'uovo?

Ma veniamo all'argomento vero e proprio. "In-testino permeabile" significa "intestino perme-abile". L'intestino permeabile può causare un lungo elenco di problemi, quasi come un "effetto domino". Come si può immaginare, una parete in-testinale permeabile fa sì che tutto ciò che intro-duciamo nel nostro tratto gastrointestinale arrivi in qualche modo in luoghi a cui non appartiene. In una persona con una mucosa intestinale intatta, queste sostanze non entrerebbero nel sangue, ma verrebbero espulse con i movimenti intestinali. Nella sindrome del leaky gut, la nostra mucosa in-testinale non è più in grado di reagire in modo appropriato alle sostanze nocive e agli agenti patogeni, ad esempio i batteri. Di conseguenza, la membrana mucosa diventa permeabile e le sostanze inquinanti di cui sopra possono uscire senza ostacoli dall'intestino. Poi entrano in circolazione attraverso il sangue. Logicamente, il corpo reagisce immediatamente alle sostanze nocive in circolazione, ed è qui che si trova il problema. Le conseguenze di un intestino permeabile sono, in ultima analisi, reazioni allergiche e infiammatorie con cui il corpo cerca di combattere le sostanze nocive.

Immaginiamo un muratore che a volte lesina su un po' di malta qua e là quando costruisce una casa. La facciata perde e piove dentro. Non è così semplice, naturalmente, ma in linea di massima questo esempio descrive ciò che accade nel nostro corpo nella sindrome dell'intestino che perde.

IL NOSTRO SISTEMA DIGESTIVO - UNA PANORAMICA

L'apparato digerente di una persona è un sistema molto complesso e consiste in molti componenti che devono essere ben coordinati. La sindrome dell'intestino pigro si verifica principalmente nell'intestino crasso, ma per essere in grado di riconoscere e comprendere i problemi e le malattie del tratto gastrointestinale, non è sufficiente osservare solo la parte interessata.

La digestione del nostro cibo inizia nella bocca e non, come spesso si pensa erroneamente, nello stomaco. Dopo l'ingestione del cibo attraverso la bocca, il cibo viene scomposto con l'aiuto dei denti e della lingua. La bocca viene anche rifornita di saliva, che viene prodotta nelle ghiandole salivari. Durante il processo di masticazione, questa si mescola con la polpa del cibo. La nostra saliva contiene qualcosa chiamato amilasi, che è un enzima che scompone i carboidrati in zuccheri. Se mastica bene un pezzo di pane e lo tiene in bocca per un po' prima di deglutirlo, potrebbe aver notato che il pane inizia rapidamente ad avere un sapore dolce. È a questo punto che si nota come l'amilasi scompone i carboidrati del pane in zuccheri. Il cibo passa dalla gola all'esofago e da lì allo stomaco. Nello stomaco, le ghiandole gastriche producono circa due litri di secrezione digestiva, il succo gastrico, al giorno. Si tratta principalmente di acido cloridrico, che tuttavia è molto diluito nello stomaco. Inoltre, il succo gastrico contiene l'enzima pepsina, che può scomporre le proteine, e il cosiddetto fattore intrinseco. Questo fattore intrinseco serve ad assorbire la vitamina B12 nell'intestino tenue.

Il duodeno, che è chiamato anche duodeno, si collega allo stomaco come un tubo. I condotti provenienti dal pancreas, dal pancreas e dalla cistifellea confluiscono nel duodeno, arricchendo l'intestino tenue con ulteriori secrezioni digestive. La secrezione del pancreas contiene altri enzimi per scomporre carboidrati, proteine, grassi, colesterolo e acidi nucleici, come il DNA e l'RNA. La secrezione della bile contiene principalmente acidi biliari, che vengono utilizzati principalmente per la digestione e l'utilizzo dei grassi. Per inciso, il liquido biliare viene prodotto nel fegato; la cistifellea serve solo per immagazzinare questo liquido. Il duodeno è seguito dal resto dell'intestino tenue, il cui compito è quello di scomporre e utilizzare i nutrienti. Dopo l'intestino tenue viene l'intestino crasso. L'intestino crasso è utilizzato principalmente per assorbire l'acqua dalla polpa del cibo e quindi addensarla. L'intestino crasso è molto più popolato di batteri rispetto all'intestino tenue. Per evitare che i batteri e la polpa del cibo tornino indietro dall'intestino crasso all'intestino tenue, i due sono separati l'uno dall'altro da una sorta di valvola. Dopo l'intestino crasso, le feci entrano nel retto e da lì vengono espulse.

L'INTESTINO COME PARTE DEL SISTEMA IMMUNITARIO

Il nostro intestino, o tratto gastrointestinale, è un organo enorme. Si trova avvolto nella nostra cavità addominale in uno spazio molto piccolo, ma può raggiungere una lunghezza totale di sette o otto metri. È un bel po', non crede?

Ma questo non è sufficiente. Per poter assorbire il maggior numero possibile di sostanze nutritive dal nostro cibo, il nostro intestino ha bisogno di un'area più ampia possibile. L'assorbimento dei nutrienti attraverso l'intestino si chiama riassorbimento. Ma poiché non c'è una quantità infinita di spazio nel corpo umano, la natura ha escogitato qualcos'altro per aumentare la superficie. A livello microscopico, il nostro intestino è costituito da milioni di cosiddetti villi e cripte. Si tratta di microscopici rialzi e depressioni della nostra mucosa intestinale. Immaginate un paesaggio in cui ci sono sempre montagne e valli alternate, e milioni di esse. Grazie a questa costruzione, il nostro intestino è in grado di coprire un'area enorme in uno spazio molto piccolo, quasi 400 metri quadrati. Ciò corrisponde a quasi un intero campo da basket!

Visto in sezione, il nostro intestino è composto da 3 strati. Lo strato più interno, che entra in contatto diretto con il cibo, è uno strato di muco, chiamato anche mucosa. È composto da enterociti, ossia le cellule tipiche dell'intestino, e contiene anche una quantità particolarmente elevata di tessuto linfatico sotto forma di microscopici follicoli linfatici. Questi servono alla difesa immunitaria. Al centro si trova uno strato di muscolo, che ancora una volta è composto da due strati, uno strato di muscolo anulare e uno strato di muscolo longitudinale. Questo mantiene l'intestino in movimento e gli permette di trasportare il cibo attraverso contrazioni. Questo fenomeno è chiamato anche peristalsi. Lo strato più esterno è chiamato avventizia o sierosa, a seconda della sua posizione nella cavità addominale; separa l'intestino dalla cavità addominale e consiste principalmente di tessuto connettivo. Le singole cellule dell'intestino sono collegate tra loro dalle cosiddette giunzioni strette, che sono complessi proteici che mantengono la struttura cellulare in posizione.

Un'altra parte molto importante del nostro intestino è il microbioma, noto anche come flora intestinale. Il termine flora intestinale è un po' errato, tuttavia, poiché i coabitanti del nostro intestino non sono ovviamente piante, quindi non lo userò ulteriormente in questa sede. La maggior parte dei batteri del nostro microbioma si trova nell'intestino crasso sullo strato di muco, cioè lo strato più interno. Si stima che sulle pareti del nostro intestino vivano fino a 1.000 tipi diversi di batteri, che pesano quasi 1,5 chilogrammi! Sembra un'enormità, ma se si pensa a quanti compiti questi organismi svolgono per noi, questo spiega molte cose.

I batteri del nostro intestino scompongono i carboidrati e le proteine, producono vitamine, neutralizzano le sostanze inquinanti e fungono da difesa immunitaria. I batteri di solito hanno un'immagine piuttosto negativa, in quanto spesso li associamo a malattie o infezioni. Ma non è così semplice, diamo un'occhiata più da vicino. I batteri che ci sono utili, ad esempio producendo vitamine o supportando la digestione attraverso la scissione di grandi molecole, di solito vivono con noi in simbiosi o come commensali. Simbiosi significa che l'ospite (l'uomo) e il parassita (il batterio) traggono entrambi beneficio l'uno dall'altro, perché i batteri sostengono il nostro apporto di sostanze nutritive e l'uomo fornisce al batterio un luogo in cui può moltiplicarsi e crescere in modo ottimale. Una situazione vantaggiosa per tutti. I commensali, invece, sono organismi che ricevono un vantaggio dall'ospite, ma non lo avvantaggiano né lo danneggiano. Tuttavia, possono diventare patogeni, ossia scatenare una malattia o causare disturbi. Questo accade, ad esempio, dopo che una persona ha assunto antibiotici per un lungo periodo di tempo, perché gli antibiotici, come suggerisce il nome, inibiscono o uccidono i batteri. In un prossimo post spiegherò come riequilibrare l'intestino dopo l'assunzione di antibiotici. E ora basta con l'anatomia del nostro intestino. Molto più importante è il significato di questa "perdita intestinale".

COME SI SVILUPPA LA PERDITA DELL'INTESTINO?

Cosa esattamente provochi la permeabilità della parete intestinale non è ancora del tutto chiaro e probabilmente dipende da diversi fattori. Ad esempio, la mucosa e il microbioma possono essere attaccati, il che ostacola la difesa immunitaria. È anche possibile che le giunzioni strette, ossia il collegamento tra le cellule, vengano distrutte o allentate, in modo che le sostanze nocive possano più facilmente 'passare attraverso' le fessure.

Si sospetta che alcune tossine, ad esempio l'alcol, la nicotina e i farmaci come il cortisone, scatenino la sindrome dell'intestino chiuso. Tuttavia, è anche possibile che alcuni alimenti possano causare perdite intestinali: attualmente si sospettano lo zucchero e la farina bianca, ma anche gli alimenti fermentati come il tofu o la salsa di soia. Anche lo stress permanente e uno stile di vita malsano, ad esempio con poco esercizio fisico, possono favorire lo sviluppo della sindrome dell'intestino chiuso. Anche i farmaci citostatici, utilizzati nel trattamento del cancro attraverso la chemioterapia, sono negativi per la salute dell'intestino, perché inibiscono la divisione cellulare e hanno un effetto molto aggressivo. Ecco perché i pazienti trattati con farmaci chemioterapici spesso presentano ulteriori problemi intestinali. In pratica, tutto ciò che non è salutare favorisce le perdite intestinali.

CONSEGUENZE DI UN INTESTINO CHE PERDE

Come ho già accennato, attraverso la parete permeabile dell'intestino, entrano nel nostro sangue e nella circolazione sostanze che non vi appartengono. Il corpo si difende da questo cercando di rendere innocue le sostanze nocive attraverso reazioni allergiche e infiammatorie. Questo può portare a molti sintomi diversi, la cui varietà rende difficile una chiara identificazione con la sindrome dell'intestino chiuso. Ad esempio, le persone colpite possono soffrire di dolori alle articolazioni e ai muscoli, nonché di problemi di concentrazione, acne, neurodermatite, affaticamento, arrossamento della pelle, prurito, forti dolori addominali e diarrea.

Uno studio di Smith et al. sul Journal of Rheumatology ha dimostrato già negli anni '80 che i pazienti con malattie reumatiche presentavano una maggiore permeabilità della loro mucosa intestinale. Un altro studio condotto dai ricercatori svedesi dell'Università di Malmö nel 2014 ha dimostrato che i pazienti affetti da sclerosi multipla presentavano perdite intestinali già da molto tempo.

LA DIAGNOSI

Esistono vari modi per diagnosticare la sindrome dell'intestino chiuso. Tuttavia, poiché i sintomi sono così vari e piuttosto aspecifici, il percorso per arrivare alla diagnosi giusta è solitamente lungo.

Un'opzione diagnostica è il test del lattulosio-mannitolo. Il lattulosio è uno zucchero composto da due molecole di zucchero diverse, mentre il mannitolo è uno zucchero alcolico. Al paziente viene somministrata una miscela di lattulosio e mannitolo e, qualche ora dopo, si possono analizzare le urine e il sangue per verificare la presenza delle due sostanze. Un test lattulosio-mannitolo evidente può indicare una sindrome da perdita intestinale.

Inoltre, esiste la possibilità di testare il livello di zonulina nel sangue o nelle feci. La zonulina è una proteina che può essere secreta dalla mucosa dell'intestino. Si presume che la zonulina aumenti la permeabilità della mucosa intestinale allentando le giunzioni strette. Tuttavia, al momento questa è ancora una teoria e non è ancora stata studiata in modo definitivo. In teoria, un aumento dei livelli di zonulina può anche essere un'indicazione di perdite intestinali. Questo test viene criticato perché non rende giustizia alla complessità della mucosa intestinale e alla sua funzione nell'utilizzo dei nutrienti, in quanto semplifica eccessivamente i processi fisiologici dell'intestino. Attualmente, il test Zonulin non è coperto dalla maggior parte dei fondi di assicurazione sanitaria obbligatori. Entrambi i test sono stati criticati e non sono conclusivi sulla base dei soli risultati. Una diagnosi non dovrebbe mai consistere in un solo test, ma dovrebbe sempre essere completata da un'anamnesi dettagliata, da un esame fisico e dalla ricerca delle cause. Questo non vale solo per la sindrome dell'intestino chiuso, ma in realtà per tutti i quadri clinici.

Su internet si trovano molti autotest per la sindrome dell'intestino chiuso. Alcuni offrono test che si suppone siano facili da eseguire a casa, mentre altri consentono di inviare campioni di feci, ad esempio, che vengono poi esaminati in laboratorio. Le consiglio di evitare queste offerte dubbie. Questi test sono di solito incredibilmente costosi e non valgono il denaro, perché fanno una sorta di diagnosi senza conoscere la storia del paziente. Non sono assolutamente significativi e non possono in alcun modo sostituire un consulto con un medico.

Intolleranza all'istamina e intestino debole

Istamina - ne ha mai sentito parlare? L'istamina è un ormone del corpo umano, che consiste in una sorta di modifica dell'aminoacido di base istidina. Viene prodotta, tra l'altro, dai cosiddetti mastociti, che si trovano principalmente nella pelle e nel tratto gastrointestinale. Svolgono un ruolo importante soprattutto nei processi allergici, perché possono riconoscere gli antigeni e reagire di conseguenza. Ma possiamo anche assorbire grandi quantità di istamine attraverso il cibo, come vedremo più avanti. Nel tratto gastrointestinale, reagiscono al contatto con sostanze patogene, ad esempio aumentando il rilascio di liquidi nell'intestino e la peristalsi.

Questo può portare a diarrea e a una più rapida digestione ed escrezione di sostanze nocive. L'istamina viene scomposta nell'organismo dalla diamina ossidasi, DAO o istaminasi in breve. Le funzioni dell'istamina sono molteplici e molto diverse, a seconda dell'organo su cui agisce. Nello stomaco, l'istamina aumenta la secrezione di acido gastrico. Nel sistema circolatorio, può dilatare o restringere i vasi, ossia influenzare la circolazione sanguigna. Inoltre, l'istamina può provocare la contrazione della muscolatura liscia dei nostri bronchi. La muscolatura liscia è il termine usato per descrivere la muscolatura che una persona non può controllare volontariamente, per cui i bronchi possono restringersi e possono insorgere problemi respiratori, come nell'asma. Ogni persona può tollerare bene una certa quantità di istamina, ma se viene ingerita una quantità maggiore di istamina, si verificano reazioni allergiche, come ad esempio prurito, arrossamento della pelle, rantoli, respiro corto, diarrea e forti dolori addominali.

Questo per quanto riguarda l'istamina in generale - ora vorrei dare un'occhiata più da vicino all'intolleranza all'istamina. Nell'intolleranza all'istamina, la quantità di istamina che una persona può assumere senza problemi è notevolmente ridotta. I sintomi appena citati, causati da una "overdose" di istamina, si manifestano molto più rapidamente nelle persone intolleranti. La causa di un'intolleranza all'istamina è solitamente una carenza o un malfunzionamento della diamina ossidasi, la sostanza che dovrebbe scomporre l'istamina. L'istamina si accumula quindi nel corpo e si verifica una reazione allergica.

Purtroppo, attualmente non esiste una terapia per l'intolleranza all'istamina, ma i sintomi possono essere notevolmente alleviati da una dieta a basso contenuto di istamina. L'assunzione di diamina ossidasi, ossia l'enzima che manca nelle persone intolleranti all'istamina, non è attualmente un'alternativa alla dieta a basso contenuto di istamina, in quanto gli studi non sono ancora riusciti a dimostrare un effetto positivo. In generale, si può dire che il contenuto di istamina aumenta negli alimenti che sono stati stagionati, conservati e fermentati per lungo tempo. Gli alimenti che contengono molta istamina e che quindi dovrebbero essere evitati sono, ad esempio:

• Carne sotto forma di salsiccia, salumi, salame, ecc.

• Pesce e frutti di mare salati ed essiccati

• Formaggio (soprattutto le varietà più mature, ad esempio il parmigiano)

• Vino rosso

• Cibi fermentati, per esempio tofu e salsa di soia

• Pomodori, melanzane, spinaci

• Kiwi, fragole, agrumi

• Cacao e cioccolato

• Limoni e fragole (in senso stretto, non contengono molta istamina, ma provocano un rilascio di istamina nei mastociti e dovrebbero quindi essere evitati).

Potrebbe sembrare che non debba mangiare nulla se ha un'intolleranza all'istamina. Naturalmente, non è così. Vorrei sottolineare che si tratta di mangiare a basso contenuto di istamina e non senza istamina. Perché anche le persone intolleranti all'istamina tollerano una certa quantità di istamina, solo meno di altre. Dare un elenco completo di alimenti a basso contenuto di istamina significherebbe andare troppo lontano. Ci sono innumerevoli elenchi su Internet che può utilizzare come guida. Gli alimenti che contengono poca istamina e che di solito possono essere consumati senza problemi includono:

• Carne e pesce in forma non lavorata e non conservata

• Latte, crema di formaggio, quark

• Semi di chia, semi di psillio, semi di lino, noce di cocco, pistacchi, semi di zucca

• Molte verdure e frutti, ad esempio mirtilli, mele, mango, meloni, cetrioli, broccoli, patate, carote e altri ancora.

Attualmente non esiste un gold standard per la diagnosi di intolleranza all'istamina. I test per misurare la concentrazione di istamina o di diammina ossidasi nel sangue non sono raccomandati, in quanto non si sono ancora dimostrati conclusivi. Tuttavia, esiste la possibilità di un prick test, in cui una piccola puntura viene inserita nella pelle e cosparsa di istamina. In caso di intolleranza, di solito si formano dei sieri sulla zona interessata. Se questi non scompaiono dopo 50 minuti, si può presumere che la pelle non riesca a scomporre correttamente l'istamina.

Tuttavia, questo test non significa che l'istamina assunta attraverso il cibo non possa essere scomposta correttamente. Pertanto, anche questo test non è completamente affidabile. La cosa più sensata è osservare il suo corpo. Ha spesso prurito, arrossamento della pelle, diarrea, mal di stomaco, mal di testa o sintomi simili e poco specifici dopo i pasti che contengono molta istamina? Allora una possibile spiegazione è sicuramente l'intolleranza all'istamina. Se riduce l'assunzione di istamina attraverso il cibo e anche i sintomi si riducono rapidamente, la questione si chiarisce in tempi relativamente brevi.

Probabilmente si starà chiedendo cosa c'entra tutto questo con la sindrome dell'intestino chiuso. I sintomi di entrambi sono relativamente simili e poco specifici; inoltre, la diagnosi tramite un semplice test non è sempre conclusiva, per cui sia nel caso dell'intolleranza all'istamina che in quello della sindrome dell'intestino chiuso, l'osservazione e i cambiamenti appropriati nella dieta ottengono il massimo successo. Naturalmente, una persona può potenzialmente soffrire di entrambe allo stesso tempo, per cui è sempre necessario prendere in considerazione entrambe le cose nel caso dei sintomi citati.

L'intestino debole e l'intestino irritabile

La sindrome dell'intestino irritabile, o sindrome del colon irritabile, è una cosa spiacevole. Forse ne ha già sentito parlare. Le persone colpite dalla sindrome dell'intestino irritabile soffrono di gravi disturbi del tratto gastrointestinale. Questi includono diarrea, flatulenza, costipazione e forti dolori addominali. Sebbene la sindrome dell'intestino irritabile non sia una malattia pericolosa, può causare molta sofferenza psicologica e fisica. Nella maggior parte delle persone, i sintomi della sindrome dell'intestino irritabile peggiorano notevolmente con lo stress. Come e perché si sviluppi la sindrome dell'intestino irritabile non è attualmente del tutto chiaro, ma molti malati presentano cambiamenti simili nel loro intestino.

Da un lato, spesso viene disturbata la peristalsi dell'intestino, ossia le contrazioni con cui l'intestino muove il cibo. La peristalsi è controllata dal sistema nervoso autonomo, la parte del nostro sistema nervoso che non possiamo controllare volontariamente. Se il nostro intestino riceve informazioni 'sbagliate' dal sistema nervoso autonomo, ad esempio se si contrae troppo lentamente, il cibo rimane nell'intestino per troppo tempo e questo può portare a stitichezza e dolore addominale. La funzione principale del nostro intestino crasso è l'assorbimento dell'acqua dalla polpa del cibo, che quindi si addensa. Ma se l'intestino si contrae troppo rapidamente, il cibo non rimane nel colon abbastanza a lungo e non si riesce ad assorbire abbastanza acqua. Questo può portare alla diarrea.

Inoltre, le persone che soffrono di sindrome dell'intestino irritabile presentano spesso una maggiore permeabilità della membrana mucosa dell'intestino. Capisce dove voglio arrivare?

Nei pazienti con intestino irritabile è stato osservato che le giunzioni strette si rompono troppo rapidamente. Come ricorderà, le giunzioni strette sono i complessi proteici che collegano saldamente le cellule della mucosa intestinale. Se non ci sono abbastanza giunzioni o se le giunzioni esistenti non sono abbastanza forti, la mucosa intestinale diventa permeabile. Inoltre, è stato riscontrato che i pazienti con intestino irritabile hanno un numero maggiore di cellule immunitarie e di difesa nell'intestino e spesso hanno anche un microbioma disturbato nell'intestino.

Purtroppo, come nel caso della sindrome dell'intestino chiuso, è relativamente difficile diagnosticare la sindrome dell'intestino irritabile. Pertanto, di solito si tratta di una diagnosi di esclusione. Si tratta di diagnosi che possono essere assunte solo dopo che il medico è stato in grado di escludere tutte le altre cause dei sintomi. Per esempio, anche le allergie e le intolleranze alimentari possono essere la causa della diarrea e dei dolori addominali; tale motivo dei disturbi deve sempre essere escluso. Dal punto di vista diagnostico, devono essere utilizzate soprattutto le tre "abilità manuali" tipiche del medico: Percussione, palpazione e auscultazione, ossia picchiettare, toccare e ascoltare. Esaminando il suono del picchiettio sull'addome, è possibile scoprire se e in che misura l'intestino è pieno d'aria o di feci.

Con la palpazione, il medico curante può vedere se il paziente ha un ispessimento o una tensione in alcune parti dell'intestino e se la palpazione può provocare una sensazione di dolore. Inoltre, la peristalsi, cioè l'attività e il movimento dell'intestino, può essere determinata ascoltando con uno stetoscopio. Infine, un esame del sangue può determinare la presenza di un'infiammazione. Un valore tipico dell'infiammazione nel sangue è il cosiddetto CRP, che significa proteina C-reattiva. Il valore della CRP aumenta durante l'infiammazione e può quindi fornire rapidamente indicazioni sui processi infiammatori nell'organismo. Nelle persone sane, il valore normale della proteina C-reattiva è di circa 5 mg per litro. Tuttavia, è importante dire che il livello di CRP aumenta con quasi tutti i tipi di processi infiammatori nel corpo, ad esempio anche con il raffreddore, quindi non è limitato solo all'infiammazione dell'intestino. La causa di un valore elevato di CRP deve quindi essere sempre indagata con ulteriori esami.

La DGVS, cioè la Società tedesca per le malattie dell'apparato digerente e del metabolismo, specifica che per la diagnosi di sindrome dell'intestino irritabile devono essere soddisfatti almeno tre dei seguenti criteri: grave compromissione della qualità di vita a causa dei disturbi intestinali, i disturbi non possono essere causati dalla presenza di malattie simili, i disturbi sono persistenti e si verificano almeno una volta alla settimana.

È molto importante per me dire che la febbre, la forte perdita di peso e il sangue nelle feci, ad esempio, non sono associati all'IBS. Questi sintomi possono avere origine da malattie gravi del tratto gastrointestinale e devono essere chiariti da un medico in ogni caso!

Purtroppo, attualmente la sindrome dell'intestino irritabile può essere trattata solo in modo sintomatico. Ciò significa che il trattamento non combatte la causa, ma 'solo' i problemi che ne derivano. Poiché i sintomi possono variare notevolmente, dalla diarrea alla stitichezza, la terapia deve sempre essere adattata al singolo paziente.

Come già detto, lo stress peggiora notevolmente i sintomi nella maggior parte delle persone affette da questa patologia. Pertanto, lo stress deve essere evitato il più possibile; per saperne di più, consulti il capitolo "Ridurre lo stress". Inoltre, bisogna evitare gli alimenti a cui il corpo reagisce aggravando i sintomi. Ad esempio, i fagioli sono noti per causare stitichezza e flatulenza. Il caffè e i cibi piccanti o le spezie, invece, provocano diarrea o dolori addominali in molte persone, soprattutto in quelle con uno stomaco o un intestino sensibile.

Le terapie non farmacologiche, come la riduzione dello stress e i cambiamenti nella dieta, dovrebbero essere la prima scelta per alleviare i sintomi. Tuttavia, se i sintomi persistono, si dovrebbe prendere in considerazione anche l'uso di farmaci. A seconda dei sintomi, potrebbe trattarsi di antidolorifici, antidiarroici o lassativi, per esempio. Tuttavia, l'uso di farmaci deve sempre essere chiarito da un medico, soprattutto se i farmaci vengono assunti in modo permanente o molto spesso. Se non sono dosati correttamente o se sono controindicati, possono causare gravi effetti collaterali!

Molte persone rifuggono dall'assumere farmaci, soprattutto quando i disturbi sono piuttosto "lievi". In linea di principio, ovviamente, non è sensato prendere il paracetamolo o l'ibuprofene per ogni piccolo dolore, che probabilmente è chiaro. Per esempio, l'ibuprofene e il paracetamolo vengono metabolizzati nel fegato e causano danni epatici. Non c'è effetto senza effetto collaterale, come si dice. Tuttavia, è molto importante capire due cose. In primo luogo, non ci sono premi per il coraggio, almeno non per la maggior parte degli adulti. Se si rimane sdraiati sul divano o a letto tutto il giorno con dolori e malesseri, purtroppo alla fine nessuno la ringrazierà. Le persone con malattie croniche tendono, soprattutto all'inizio della diagnosi, a vergognarsi dei loro disturbi e a limitare la loro vita sociale a causa di essi. Questo tipo di comportamento a lungo termine può portare a problemi psicologici oltre ai disturbi fisici.

In secondo luogo, il dolore e il disagio permanenti possono indurci ad adottare una postura protettiva. In caso di fratture ossee o di danni a muscoli e tendini, una postura protettiva può peggiorare notevolmente il processo di guarigione. A causa del carico ridotto, l'area interessata riceve meno flusso sanguigno e movimento rispetto al lato sano. Inoltre, questo porta a squilibri e a sollecitazioni errate dei muscoli, che possono provocare dolore. Qualcosa di simile può accadere anche con una postura protettiva dovuta a disturbi intestinali, per esempio, se la persona colpita si sdraia molto o assume una postura piegata. Quindi non c'è nulla da dire contro l'assunzione di farmaci in modo responsabile e con l'approvazione del medico.

Menzionare la sindrome dell'intestino irritabile e l'intolleranza all'istamina in questa lettura è stato importante per me, perché entrambe possono essere diagnosi differenziali in relazione alla sindrome dell'intestino chiuso. Le diagnosi differenziali sono malattie o diagnosi che presentano sintomi molto simili alla malattia sospettata. In medicina, è molto importante tenere sempre presente le possibili diagnosi differenziali, perché la terapia può essere completamente diversa per gli stessi sintomi. Per poter distinguere le diagnosi differenziali l'una dall'altra, è quindi molto importante concentrarsi sulle cause dei disturbi.

E cosa posso fare io stesso ora?

Prima di tutto, può tirare un sospiro di sollievo. La sindrome dell'intestino chiuso non è piacevole, ma fortunatamente è relativamente facile da trattare. I tre componenti più importanti del trattamento sono un cambiamento nella dieta, una riduzione dei livelli di stress nella vita quotidiana e un trattamento di supporto con probiotici.

Un'altra buona notizia per lei: la mucosa intestinale ha un tasso di mitosi molto elevato rispetto al resto del corpo. Il tasso di mitosi indica la velocità con cui le cellule del corpo si dividono, cioè si rigenerano. Ciò significa che, con le giuste modifiche dietetiche e il trattamento, può notare un rapido miglioramento dei sintomi.

CAMBIARE LA DIETA

Nel trattamento della sindrome dell'intestino chiuso, è innanzitutto indispensabile mettere in discussione la propria alimentazione e poi modificarla in modo orientato alle esigenze. Più avanti spiegherò in modo più dettagliato cosa intendo per "orientato alle esigenze".

È tutt'altro che sensato eliminare semplicemente dalla propria dieta alimenti come la farina bianca, lo zucchero e i cibi fermentati da un giorno all'altro. È molto più importante imparare a osservare e comprendere il proprio comportamento alimentare e la reazione del proprio corpo. So anche che non è così facile, ma è comunque molto importante imparare come funziona e reagisce il proprio corpo. Si osservi: Ad esempio, cosa mangia nei giorni in cui lavora e ha un livello di stress piuttosto elevato? Come reagisce il suo corpo? Confronti la sua dieta e la reazione del suo corpo con i giorni in cui è più rilassato. Perché, come già detto, lo stress gioca un ruolo importante nelle perdite intestinali. Naturalmente, è meglio annotare ciò che ha mangiato e come si è sentito dopo.

Naturalmente, può scriverlo su carta alla vecchia maniera, ma ora ci sono anche alcune app che sono ottime per monitorare le abitudini alimentari. Indipendentemente dal modo in cui vuole risolvere il problema, è importante soprattutto una cosa: rimanere in ascolto. Più a lungo si osserva, meglio sarà in grado di reagire alle esigenze del suo corpo. A volte questo può richiedere qualche settimana, forse anche qualche mese. Ma le assicuro che ne vale la pena: Ne vale la pena!

Se ha notato che un determinato alimento aumenta i sintomi della sindrome dell'intestino chiuso in lei, può iniziare ad eliminarlo sempre di più dalla sua dieta quotidiana. A volte non è così facile, lo so. Sono sicuro che la maggior parte di voi noterà subito che lo zucchero, ad esempio, aumenta i sintomi della sindrome dell'intestino chiuso. Purtroppo, però, al giorno d'oggi è quasi impossibile seguire una dieta senza zucchero. Lo zucchero è presente, anche se spesso nascosto, in innumerevoli alimenti. Inoltre, la "crisi d'astinenza" da zucchero porta la maggior parte di noi a forti voglie e, inizialmente, anche a problemi di concentrazione, per cui prima o poi subentra l'insoddisfazione. Può scoprire come riconoscere gli zuccheri nascosti e contrastare le voglie attraverso una dieta equilibrata nel capitolo "Guida alimentare".

RIDURRE LO STRESS

Tutti sanno che lo stress non è salutare. Lo stress ha un effetto negativo sulla nostra psiche e può portare a malattie gravi, come la depressione e il burn-out. Ma lo stress può anche influenzare il corpo fisicamente. Molti di voi probabilmente hanno già sentito parlare di gastrite da stress. Ma in che modo lo stress ha un effetto negativo sul nostro corpo, soprattutto sull'intestino?

Il nostro sistema nervoso è composto da una parte che possiamo controllare da soli, ad esempio muovendo attivamente i muscoli, parlando e molto altro. Un'altra parte del nostro sistema nervoso non può essere controllata volontariamente, questa parte è chiamata sistema nervoso autonomo e consiste nel sistema nervoso simpatico e parasimpatico. Il sistema nervoso parasimpatico si attiva quando siamo in situazioni rilassate e sicure. Controlla le funzioni corporee che sono vitali per gli esseri umani, ma che possono essere "spente" in situazioni di pericolo, perché sono piuttosto secondarie nella lotta per la vita o la morte. Questo include, ad esempio, la sensazione di fame o l'impulso di andare in bagno.

La sua controparte, il sistema nervoso simpatico, invece, rilascia adrenalina e cortisolo quando ci troviamo in situazioni di pericolo. Queste due sostanze aumentano le nostre prestazioni e utilizzano l'energia del corpo per le funzioni vitali, ad esempio la forza muscolare, garantendo così la sopravvivenza. Probabilmente ha sentito parlare del famoso principio "combatti o fuggi".

Ma cosa succede quando siamo costantemente esposti allo stress nella vita quotidiana? Ebbene, l'organismo attiva il sistema nervoso simpatico e l'energia viene utilizzata per le funzioni del corpo necessarie alla sopravvivenza. L'energia per queste azioni deve essere presa dalle funzioni 'non necessarie' in quel momento, ad esempio il nostro intestino. La peristalsi, ossia il movimento dell'intestino per la digestione, viene inibita o addirittura interrotta completamente. Questo può portare a disturbi come la stitichezza o il dolore addominale. Ma anche la diarrea può svilupparsi come conseguenza, perché se l'intestino non riesce più a estrarre acqua dal cibo a causa dell'energia di cui è stato privato, l'acqua rimane nell'escrezione. Nessuna delle due cose è molto piacevole. Inoltre, l'adrenalina e il cortisolo non solo influenzano la distribuzione dell'energia nel corpo, ma anche il microbioma intestinale, perché hanno un effetto dannoso sui batteri che colonizzano il nostro intestino. Se i batteri benefici che supportano la digestione sono inibiti, questo porta anche a costipazione, diarrea o dolori addominali.

Quindi, per un corpo e un intestino sani, è essenziale mantenere i livelli di stress il più bassi possibile. Naturalmente, questo non funziona sempre. Lo stress non è di per sé negativo, in quanto può spronarci e proteggerci da situazioni minacciose. Ma quando lo stress diventa una condizione permanente, semplicemente non è salutare. Ogni persona ha la propria strategia per affrontare lo stress. Faccia una passeggiata, mediti, si incontri con gli amici, inizi di nuovo ad osservarsi e impari cosa fa bene al suo corpo.

RESILIENZA

La resilienza è un termine della psicologia e si riferisce alla capacità di reagire alle crisi, superarle e poi utilizzarle per lo sviluppo personale. Un esempio potrebbe essere un bambino che cresce in un ambiente violento, ma che in seguito conduce una vita di successo e utilizza i traumi del passato per trasmettere valori migliori ai propri figli in età adulta. Un altro esempio è un adulto che non si arrende dopo un duro colpo del destino o un trauma, magari un grave incidente o la morte di una persona cara, ma è in grado di continuare la sua vita.

Ci sono diversi fattori che possono influenzare positivamente o negativamente la resilienza di una persona, come sinonimo di cui vorrei usare anche qui la resilienza. Ad esempio, il supporto dell'ambiente sociale (amici, famiglia, colleghi e così via), l'intelligenza e la capacità di controllare le proprie emozioni hanno un effetto positivo sulla resilienza. Gli effetti negativi sono causati da relazioni tossiche (sia amichevoli, familiari o romantiche) e da una bassa capacità di impulso e autocontrollo.

Secondo la ricerca attuale, la resilienza è in parte innata. Tuttavia, un'altra parte può essere allenata. Vorrei ora dare un'occhiata più da vicino alla formazione alla resilienza. È stato dimostrato che la formazione alla resilienza ha pochi effetti sui bambini, ma può avere un effetto notevole sugli adulti. La formazione alla resilienza si basa fondamentalmente su sette pilastri:

1. Accettazione: purtroppo sembra così, ma l'accettazione gioca un ruolo molto decisivo nell'affrontare le crisi e lo stress. Se una situazione non può essere cambiata in quel momento, deve cercare di trarne il meglio. Perché se ci si sofferma troppo a lungo, si sprecano le proprie risorse.

2. Pensiero positivo: a volte pensa a se stesso: "Oggi è stata una giornata davvero brutta, è andato tutto storto quello che poteva andare storto in qualsiasi modo". Ma è stato davvero tutto negativo oggi? In queste giornate, di solito ci sono due o tre cose importanti che sono andate davvero male. Dovrebbe accettarlo e poi riflettere se oggi è stato davvero *tutto* negativo. Il più delle volte, in queste giornate ci sono anche delle piccole cose piacevoli che in qualche modo sono state messe in secondo piano dalla giornata "negativa". Forse il prezzo del carburante era particolarmente conveniente o la persona che le ha venduto il caffè era particolarmente cordiale. Ci pensi.

3. Autopercezione: la maggior parte delle persone si percepisce molto peggio di quanto non faccia il mondo esterno. Spesso siamo troppo critici nei confronti di noi stessi, perché non abbiamo la capacità di giudicarci in modo oggettivo, come se avessimo una visuale dall'alto. Tuttavia, è possibile allenarsi a valutarsi senza pregiudizi. Un esempio: oggi ha tenuto una presentazione importante al lavoro. Dopo aver finito, torna a casa con la sensazione di essere stato molto cattivo. Ora prenda una metaforica prospettiva a volo d'uccello, in questo caso forse la prospettiva di un collega che ha un rapporto neutrale con lei. Quali sono i tre punti che questa persona avrebbe citato come elogi o critiche in relazione alla sua presentazione?

4. Ottimismo: così come tendiamo a vederci peggio di come siamo, tendiamo anche a immaginare sempre il "caso peggiore". Allora la delusione alla fine non è così alta. Può essere così, ma l'incentivo a superare questo ostacolo sarà altrettanto basso. Come potrebbe essere il "caso migliore" e in realtà è molto meno probabile del caso peggiore?

5. Controllo e responsabilità: le persone resilienti sanno di avere un'influenza sul corso di alcune cose nella loro vita. Naturalmente, questo non si applica a tutto nella vita, ad esempio non alla morte di un conoscente. Se non è soddisfatto di una situazione, pensi a come potrebbe essere cambiata in meglio. Si assuma la responsabilità per le cose che possono essere influenzate e non rimanga nel ruolo di vittima.

6. Compagni di vita: Le persone resilienti di solito hanno una rete sociale ampia e affidabile. Il solo pensiero di non essere soli con un problema aiuta molte persone. Se non sa cosa fare, ne parli con qualcuno di cui si fida. Essere resilienti non significa risolvere tutti i problemi da soli.

7. **Promemoria**: quando si trova di fronte a una grande sfida che sembra impossibile da superare, cerchi di ricordare: "Quali ostacoli sono riuscito a superare in passato? Prima di allora, mi sentivo nello stesso modo in cui mi sento ora, eppure sono riuscito a farlo. Allora posso farcela anche in questo caso".

I PROBIOTICI COME TRATTAMENTO COMPLEMENTARE

I probiotici non devono essere confusi con i prebiotici, di cui parlerò più avanti nella guida alimentare. I probiotici sono preparazioni di microrganismi viventi non patogeni, cioè che non causano malattie. Di solito contengono batteri, lieviti o alghe microscopiche. I batteri contenuti nei probiotici includono i lattobacilli. Si tratta di batteri che possono produrre acido lattico dal glucosio attraverso processi di fermentazione. Un altro microrganismo che si trova spesso nei probiotici è il lievito con il bellissimo nome di Saccharomyces boulardii, noto anche come "lievito medicinale". Il Saccharomyces boulardii è anche spesso consigliato per la diarrea persistente, perché questo lievito secerne sostanze chiamate proteasi che abbattono le tossine. Può anche legare gli agenti patogeni e quindi renderli innocui.

La modalità d'azione dei probiotici è quindi garantita da diversi meccanismi. Gli organismi contenuti possono legare gli agenti patogeni, "distruggere" il cibo o ridurre il valore del pH, ossia spostarlo in un ambiente acido. La maggior parte dei batteri tende a crescere in modo ottimale in un ambiente alcalino. Come ho detto prima, gli antibiotici possono alterare il microbioma, il che porta rapidamente a disturbi gastrointestinali.

In questo caso, è utile assumere preparati probiotici per via orale come misura preventiva dopo la fine della terapia antibiotica, per contrastare i problemi gastrointestinali. È importante assumere i probiotici in quantità sufficiente, altrimenti la loro efficacia non è garantita. I preparati probiotici sono disponibili al banco nella maggior parte delle farmacie, ma è comunque una buona idea consultare il medico prima di assumerli.

Guida alimentare

Di seguito, ho creato una piccola guida per lei, che dovrebbe darle una comprensione più approfondita degli alimenti che incontra ogni giorno. Dovrebbe renderle un po' più facile fare la spesa al supermercato. In parte, approfondirò anche le basi chimiche delle sostanze, ma non si lasci scoraggiare.

Tenere traccia della varietà di ingredienti artificiali o naturali presenti in alcuni alimenti può essere talvolta piuttosto difficile. Per darle l'opportunità di esaminare più da vicino gli alimenti prima di metterli nel carrello della spesa, in questo capitolo troverà informazioni più dettagliate su varie sostanze.

Questa guida non consiste in "10 comandamenti" che deve seguire per apportare cambiamenti positivi alla sua salute intestinale. A tutti capita di avere voglia di biscotti, torte o patatine, e questo è del tutto normale e non è assolutamente una cosa negativa. Tuttavia, mangiare in modo più sano e *consapevole* non farà bene solo al suo intestino, ma anche al resto del suo corpo. Consideri quindi questa guida come una sorta di linea guida da cui trarre ispirazione, ma senza dover rinunciare improvvisamente a tutto ciò che non è biologico e sano.

PREBIOTICI

I prebiotici non sono la stessa cosa dei probiotici. Ne ho già parlato. Assumendo probiotici per via orale, si introducono nel corpo batteri e lieviti benefici. I prebiotici, invece, sono più o meno cibo per gli organismi che ha già al suo interno. Sostengono quindi le "risorse" esistenti del suo corpo. Lo psillio e i semi di lino, ad esempio, sono considerati prebiotici.

Il loro effetto è che vengono scomposti dal microbioma dell'intestino. Questo produce sostanze come l'acido lattico, che a sua volta serve come cibo per il microbioma. Inoltre, durante la scomposizione vengono prodotti acidi grassi a catena corta, i cosiddetti acidi carbossilici, come l'acido butirrico. Gli acidi contribuiscono ad abbassare il valore del pH nell'intestino, ossia a renderlo più acido. Come abbiamo già imparato, un ambiente acido rende più difficile la crescita degli agenti patogeni. Anche se le bucce di psillio e i semi di lino possono non sembrare interessanti, le assicuro che è facilissimo integrarli nella sua dieta. Lo psillio e i semi di lino sono piccoli e non hanno praticamente alcun sapore proprio. In compenso, sono ottimi da mescolare nel muesli e nello yogurt al mattino. Può anche mescolarli semplicemente all'impasto del pane e consumarli in questo modo. Ci sono davvero molte possibilità, quindi si senta libero di provare ciò che funziona meglio per lei.

PROTEINE

Quando cammina tra le corsie dei supermercati di oggi, nota soprattutto una cosa: Proteine, proteine, proteine. Quasi tutti i prodotti alimentari pubblicizzano un alto contenuto di proteine. Yogurt, muesli, barrette, persino la pasta. Ma cosa c'è di vero in queste proteine? Non sono importanti solo per le persone che vogliono costruire muscoli in palestra? Lo dico subito: no, non lo sono affatto. Ma prima scopriamo di cosa sono fatte.

Le proteine, chiamate anche proteine, sono composte da aminoacidi. Esistono 21 aminoacidi proteinogenici, ossia aminoacidi che il corpo utilizza per creare le proteine. Gli aminoacidi possono avere proprietà diverse. Sono sempre costituiti da una struttura di base solida, ma si differenziano l'uno dall'altro solo per una singola 'appendice'. A seconda delle proprietà chimiche di questa appendice, l'amminoacido può reagire in modo acido o basico e può essere solubile o non solubile in acqua. Diversi aminoacidi si combinano per formare una proteina con il rilascio di un po' d'acqua. I compiti delle proteine nell'organismo sono molteplici. Servono alla crescita cellulare, accelerano i processi fisiologici, immagazzinano ossigeno e molto altro ancora. Il fabbisogno giornaliero di proteine per gli adulti è di circa un grammo di proteine per chilogrammo di peso corporeo. Alle persone che praticano molto sport e vogliono costruire i muscoli, si consiglia addirittura di mangiare 1,5 grammi per chilogrammo di peso corporeo. Quindi può facilmente calcolare la quantità di proteine necessarie al giorno. Maggiori informazioni in seguito.

Un concetto importante nelle proteine è il valore biologico. Come già detto, le proteine sono composte da diversi aminoacidi collegati tra loro. Quanto più la composizione degli aminoacidi di una proteina corrisponde al fabbisogno di aminoacidi dell'organismo, tanto più alto è il valore biologico di questa proteina. Quindi, il valore biologico descrive la capacità di una proteina ingerita di essere convertita in proteine proprie dell'organismo. Le proteine sono composte in parte da azoto e sono la fonte di azoto più importante per gli esseri umani. Pertanto, il valore biologico di una proteina può essere calcolato in base all'assorbimento e al rilascio di azoto. Le proteine delle uova di gallina, ad esempio, hanno un valore biologico di 100. Seguono, ad esempio, il tonno con 92, il latte di mucca con 82 e il pollame con 80. Tuttavia, il valore biologico non dice nulla sul contenuto di vitamine o altri minerali e quindi è più che altro una guida e non una misura di quanto sia sano un alimento.

I sintomi di una carenza proteica sono, ad esempio, stanchezza e affaticamento, perdita di capelli, pelle secca e unghie fragili. Le proteine non sono nascoste solo nella carne, ma anche in molte noci e legumi che contengono molte proteine. Ad esempio, arachidi, fagioli, ceci e lenticchie. Con una dieta consapevole, è molto facile coprire il fabbisogno giornaliero di proteine, anche con una dieta vegetariana o vegana.

C'è un punto importante che non le ho detto finora. Le proteine soddisfano più velocemente dei carboidrati e, soprattutto, soddisfano molto a lungo. Ciò significa che con un apporto giornaliero sufficiente di proteine può prevenire le voglie, che di solito si concludono con il consumo di montagne di zucchero. Se le voglie sono già presenti, può anche combatterle con uno spuntino ricco di proteine, ad esempio con noci o una barretta proteica. In questo modo, le proteine non solo aiutano a perdere peso, in quanto la sensazione di sazietà di lunga durata fa sì che si consumino meno carboidrati e calorie, ma hanno anche un effetto positivo sulle perdite intestinali, in quanto aiutano a mangiare meno zucchero.

CARBOIDRATI E ZUCCHERO

Carboidrati e zucchero. Ad alcune persone vengono i brividi solo a sentire queste parole. Ma questo non è giustificato. La stragrande maggioranza degli alimenti non può essere etichettata come "buona" o "cattiva" e deve essere sempre considerata in modo differenziato. Come per le proteine, iniziamo con la base chimica di queste due sostanze. I carboidrati sono costituiti da molecole di zucchero e possono essere classificati in base al numero di molecole di zucchero nella loro struttura di base.

Innanzitutto, ci sono gli zuccheri semplici, che, come può già immaginare, sono costituiti da una molecola di zucchero. Questi includono, ad esempio, il glucosio e il fruttosio, che, come sa, hanno anche un sapore dolce. Seguono gli zuccheri doppi, composti da due molecole di zucchero. Questa categoria comprende il lattosio, ossia lo zucchero del latte, e il saccarosio, il noto zucchero domestico. Anche questi due hanno un sapore dolce. Infine, ci sono i polisaccaridi, che consistono in più di due molecole di zucchero. Il rappresentante più noto di questi è l'amido, che non ha più un sapore dolce. I diversi tipi di zucchero hanno proprietà diverse, ad esempio possono essere utilizzati dall'organismo a ritmi diversi.

La Società Tedesca di Nutrizione (DGE) raccomanda che almeno il 50% dell'energia alimentare al giorno provenga dai carboidrati - ma qui devo intervenire direttamente: il contenuto di zucchero di questi carboidrati deve essere il più basso possibile. Peccato. Le fonti sane di carboidrati sono, ad esempio, le patate dolci, i fiocchi d'avena, la quinoa o i legumi. Grazie al loro elevato contenuto proteico, i legumi sono particolarmente salutari.

Oggi sappiamo che non tutti gli zuccheri sono uguali. Ci sono innumerevoli nomi di zuccheri non salutari negli ingredienti degli alimenti, per cui a volte è difficile capire dove lo zucchero è contenuto e dove no. Una dieta completamente priva di zucchero è certamente possibile, ma personalmente non la consiglierei. Il nostro corpo ha bisogno di zuccheri e carboidrati per lavorare e funzionare. Il nostro cervello ha addirittura bisogno di 140 grammi di zucchero al giorno.

Vorrei solo incoraggiarla a consumare consapevolmente un po' meno zucchero. Lo zucchero si trova in molti alimenti che ne farebbero benissimo a meno, ad esempio nel pane croccante, nel pane, nel pesto, negli yogurt alla frutta, nel formaggio cremoso, in varie creme e in altri prodotti. Tuttavia, ci sono abbastanza alternative che non contengono zucchero e che si possono trovare rapidamente sugli scaffali, se si prende il tempo necessario. Le alternative senza zucchero non hanno un sapore meno buono dei prodotti con zucchero. Il più delle volte non si nota nemmeno la differenza. Inoltre, i prodotti senza zucchero non sono solo biologici e costosi, di solito il marchio del supermercato va bene.

GRASSO

Sorpresa: anche i grassi non sono cattivi. I grassi sono costituiti da acidi grassi, ossia gli acidi carbossilici a catena lunga di cui ho parlato prima. Dal punto di vista chimico, i grassi si distinguono da altre macromolecole, come le proteine e i grassi, principalmente per la loro scarsa solubilità in acqua. Ci sono lipidi apolari, che non si dissolvono affatto o solo molto poco in acqua, e ci sono lipidi anfifilici. Questi ultimi sono costituiti da una parte solubile in acqua e da un'altra insolubile in acqua. Un esempio è rappresentato dai fosfolipidi che costituiscono la nostra membrana cellulare. I lipidi che assumiamo con l'alimentazione sono solitamente apolari, ossia non possono essere dissolti in acqua. A causa della loro apolarità e delle loro dimensioni, non possono essere assorbiti dalle cellule della nostra mucosa intestinale. Per questo motivo, durante la digestione devono essere scomposti dalle cosiddette lipasi, che sono enzimi, e vengono poi impacchettati in strutture idrosolubili, in modo da poter essere assorbiti e metabolizzati.

Anche gli acidi grassi che compongono i nostri grassi possono essere suddivisi in categorie. Esistono acidi grassi saturi, monoinsaturi e polinsaturi. Gli acidi grassi saturi sono costituiti solo da legami singoli tra gli atomi di carbonio; possono essere prodotti dal nostro stesso organismo e si trovano, ad esempio, nel burro e nell'olio di palma. Gli acidi grassi monoinsaturi hanno un doppio legame tra gli atomi di carbonio e si trovano, tra l'altro, nell'olio di oliva e nell'olio di colza. Infine, abbiamo gli acidi grassi polinsaturi, che hanno due o più doppi legami. Rappresentanti particolarmente importanti di questo gruppo sono gli acidi grassi omega-6 e omega-3; questa denominazione indica la posizione dell'ultimo doppio legame nella molecola. È stato dimostrato che gli acidi grassi omega-3 e omega-6 riducono il rischio di malattie del sistema cardiovascolare, come l'infarto e la malattia coronarica.

Sono essenziali, il che significa che il nostro corpo non è in grado di produrli da solo e quindi dobbiamo ottenerli dall'alimentazione. Idealmente, gli omega-6 e gli omega-3 dovrebbero essere consumati in un rapporto di 5 a 1, ma la maggior parte delle persone consuma una quantità di omega-6 significativamente maggiore. Pertanto, ha senso prestare maggiore attenzione all'assunzione di omega-3. L'olio di lino e i semi di lino, le noci e i pesci grassi come il salmone e le aringhe sono particolarmente ricchi di omega-3. Tuttavia, è più salutare assumere omega-3 da fonti vegetali, in quanto queste contengono più acidi grassi insaturi, mentre le fonti animali di solito contengono più acidi grassi saturi.

Gli acidi grassi possono anche essere suddivisi in forma cis e trans. Gli acidi grassi trans sono dannosi per l'organismo; è stato dimostrato che favoriscono le malattie coronariche e i disturbi lipometabolici, ad esempio. L'esempio più noto della formazione di acidi grassi trans è l'idrogenazione dei grassi, utilizzata principalmente nella produzione di margarina. Si sospetta anche che i grassi trans si formino quando gli oli vengono riscaldati più volte, motivo per cui il grasso per friggere non dovrebbe essere utilizzato più di una volta.

CARBOIDRATI, GRASSI E PROTE-INE NELLE GIUSTE PROPORZIONI

Ora abbiamo sfiorato le tre macromolecole più importanti in relazione alla nutrizione. Spero di non averla annoiata troppo con le basi chimiche. Ma non ho voluto tralasciare questo argomento, perché credo che tutti dovrebbero sentirlo almeno una volta, soprattutto, ovviamente, le persone che stanno cercando di mangiare in modo più sano. Una comprensione più approfondita del nostro cibo e delle sostanze che lo compongono aiuta immensamente.

Infine, vorrei affrontare un argomento importante. Non è solo importante mangiare carboidrati, grassi e proteine in forma sana, ma anche distribuirli correttamente. La quantità di calorie che una persona dovrebbe assumere al giorno dipende dal sesso, dall'età, dall'attività, dall'altezza, dal peso e da altri fattori. Se vuole, può calcolarlo esattamente su alcuni siti web. A titolo indicativo, tuttavia, può assumere circa 2000 kcal al giorno.

Non mi fraintenda, non si tratta di perdere peso. Si tratta di uno stile di vita sano, che dipende anche dal numero di calorie che consumiamo ogni giorno. Le malattie cardiovascolari, ad esempio gli attacchi di cuore, gli ictus e le malattie coronariche, sono la prima causa di morte in Germania. I principali fattori di rischio per queste malattie sono l'obesità e il diabete. Anche nel caso della sindrome dell'intestino chiuso, oggi sappiamo che una dieta sana è una componente importante della terapia.

Quindi, torniamo alle nostre 2000 kcal al giorno. Queste 2000 kcal dovrebbero essere composte da una certa quantità di carboidrati, proteine e grassi. Anche in questo caso, ciò dipende da fattori come il sesso e l'attività fisica, ma utilizzeremo ancora una volta una linea guida approssimativa come illustrazione. Questo presuppone circa 265 grammi di carboidrati, 65 grammi di grassi e 75 grammi di proteine al giorno. La maggior parte delle persone mangia troppe poche proteine, ma molti grassi e, soprattutto, molti carboidrati rapidamente digeribili. Di conseguenza, la sensazione di fame si ripresenta molto più rapidamente dopo il pasto e a fine giornata consumiamo più calorie (non salutari) di quanto sarebbe opportuno. Esistono molte app che le permettono di determinare il suo obiettivo calorico e il numero di grammi di macromolecole al giorno in base all'altezza, al peso e così via. Può quindi inserire nell'app ciò che ha mangiato durante il giorno. Può farlo manualmente guardando la tabella dei valori nutrizionali sul retro degli alimenti, ma anche semplicemente con uno scanner di codici a barre utilizzando la fotocamera del cellulare.

Naturalmente, non c'è assolutamente nulla di sbagliato nel non raggiungere i valori esatti. Questi valori servono come guida e a volte possono essere superati o non rispettati. Se cerca semplicemente di attenersi ai valori approssimativi, questo è già un grande passo nella giusta direzione. Osservare un po' più spesso la tabella dei valori nutrizionali degli alimenti che acquista e consuma spesso le darà anche la sensazione, nel tempo, di quanto valore aggiunto le apporti un alimento. Non so lei, ma in passato non potevo fare nulla con i valori di questa tabella. Una barretta alle noci con 3 grammi di proteine e 16 grammi di carboidrati - cosa dovrebbe dirmi ora?

In sintesi: 6 passi per trattare un intestino difettoso

1. tenere traccia delle sue abitudini alimentari; il modo più semplice per farlo è tramite un'app. In questo modo potrà anche vedere a posteriori quali alimenti ha mangiato e come il suo corpo ha reagito ad essi. Dovrebbe cercare di evitare gli alimenti che aumentano o non migliorano i suoi sintomi.

2. Faccia attenzione quando acquista gli alimenti! Se ha notato che gli zuccheri industriali stanno aumentando i suoi sintomi, dovrebbe controllare attentamente gli alimenti al supermercato. All'inizio potrebbe essere necessario un po' di tempo, ma con il tempo imparerà a conoscere meglio i diversi alimenti. Presti particolare attenzione ai nomi di alcuni alimenti, ad esempio il maltosio e il saccarosio sono anche nomi di zucchero.

3. Ridurre lo stress - più facile a dirsi che a farsi, lo so. Nel capitolo associato, ho spiegato in dettaglio cos'è la resilienza e perché lo stress può essere così poco salutare per noi. Ridurre lo stress o imparare a gestirlo correttamente è un processo. Ogni persona può influenzare positivamente il proprio modo di affrontare lo stress. È possibile, ma non da un giorno all'altro. Si prenda il suo tempo e non sia troppo duro con se stesso.

4. Combattere la causa, non i sintomi. Il trattamento sintomatico allevia i sintomi per un breve periodo, ma non è una soluzione permanente per una vita senza sintomi. Ci sono consigli dettagliati a questo proposito nel capitolo "E cosa posso fare

da solo? Se rimediare alla causa non le dà sollievo, non abbia paura di ricorrere ai farmaci dopo aver chiesto il parere del medico.

5. Poiché i sintomi della sindrome dell'intestino chiuso sono piuttosto aspecifici e variegati, esistono altre diagnosi che presentano gli stessi sintomi ma hanno una causa completamente diversa e quindi devono essere trattate in modo diverso. Quando si diagnostica la sindrome dell'intestino chiuso, è quindi essenziale escludere le diagnosi differenziali. Le diagnosi differenziali includono la sindrome dell'intestino irritabile e l'intolleranza all'istamina.

6. Cambiare la dieta non funziona da un giorno all'altro, perché ci vuole tempo per notare gli effetti positivi. Per non perdere il divertimento e rimanere coerenti, è importante non vietarsi nulla. Anche con un cambiamento di dieta, è giusto mangiare di tanto in tanto cibi non salutari.

Parole conclusive

Uno degli aspetti più importanti del cambiamento della dieta è rimanere costanti e sviluppare abitudini alimentari responsabili. Non ha senso vietarsi certi alimenti. Potrebbe funzionare per due o tre settimane, ma non in modo permanente. Se ci vietiamo qualcosa, non facciamo altro che desiderarla di più. Inoltre, lo scopo positivo del cambiamento viene messo in ombra dalla connotazione negativa di una rigida astinenza. Non è affatto negativo bere alcolici o mangiare zucchero di tanto in tanto, non la ucciderà né distruggerà tutti i successi ottenuti finora con il cambiamento alimentare. Se ha imparato a osservare il suo corpo e la sua reazione ai diversi alimenti, si renderà conto rapidamente che una certa quantità di cibo non sano non provoca una reazione negativa.

Infine, è molto importante per me dire che dovrebbe trovare un medico con il quale si senta ben assistita. I disturbi non specifici, come i problemi di concentrazione, la stanchezza, la diarrea o i dolori addominali, vengono spesso giudicati male e liquidati come irrilevanti. Tuttavia, se questi disturbi si presentano in modo permanente, non è assolutamente normale e la causa deve essere risolta. Non c'è motivo di avere a che fare con disturbi permanenti che sono effettivamente curabili.

Sia in medicina che in psicologia, il termine "bias" può essere tradotto approssimativamente come "errore di pensiero". Nel contesto medico, il pregiudizio si riferisce al fenomeno per cui discriminiamo inconsciamente alcune persone per una serie di motivi, ad esempio per il loro sesso, colore della pelle o religione. Di conseguenza, i disturbi della persona interessata vengono percepiti in modo distorto dal medico. Ad esempio, alle donne viene attribuito per stereotipo di essere più sensibili e delicate al dolore rispetto agli uomini. Pertanto, gli antidolorifici vengono prescritti meno spesso alle donne. Anche sintomi come la stitichezza e i dolori addominali o i crampi addominali sono spesso soggetti a errori di pensiero e vengono spiegati con i disturbi del ciclo mestruale - e questo senza un'indagine approfondita delle cause dei disturbi. Se ritiene che i suoi disturbi non vengano presi sul serio, dovrebbe rivolgersi a qualcun altro. Non si lasci convincere che è normale avere sempre problemi con l'intestino.